AF474950

DE

L'ÉPIDÉMIE CHOLÉRIQUE

QUI A SÉVI

AUX ENVIRONS DE CONSTANTINE

ET NOTAMMENT DANS LA COMMUNE MIXTE DE FEDJ-M'ZALA

PENDANT LES MOIS D'OCTOBRE, NOVEMBRE, DÉCEMBRE

ET JANVIER 1885-86

PAR LE DOCTEUR T. MORSLY,

Ex-médecin sanitaire de France à la Mecque
Lauréat de l'école de Médecine
Ex-interne des Hôpitaux d'Alger (Concours 1878), etc., etc.

CONSTANTINE

IMPRIMERIE ADOLPHE BRAHAM, 4, RUE DU PALAIS, 4,

1886

DE

L'ÉPIDÉMIE CHOLÉRIQUE

QUI A SÉVI

AUX ENVIRONS DE CONSTANTINE

ET NOTAMMENT DANS LA COMMUNE MIXTE DE FEDJ-M'ZALA

PENDANT LES MOIS D'OCTOBRE, NOVEMBRE, DÉCEMBRE

ET JANVIER 1885-86

PAR LE DOCTEUR T. MORSLY,

Ex-médecin sanitaire de France à la Mecque
Lauréat de l'école de Médecine
Ex-interne des Hôpitaux d'Alger (Concours 1878), etc., etc.

CONSTANTINE
IMPRIMERIE ADOLPHE BRAHAM, 4, RUE DU PALAIS, 4,

1886

A

Monsieur MENGARDUQUE,

PRÉFET DU DÉPARTEMENT DE CONSTANTINE

HOMMAGES RESPECTUEUX.

A

Monsieur A. ESMÉNARD,

SECRÉTAIRE GÉNÉRAL DE LA PRÉFECTURE DE CONSTANTINE

TÉMOIGNAGE DE RECONNAISSANCE

INTRODUCTION

Depuis trois ans, c'est-à-dire à partir de 1883, l'attention des savants aussi bien que celle du vulgaire est attirée par le choléra qui, après avoir envahi une partie du Midi de la France, s'est propagé successivement et de proche en proche en Italie et en Espagne, où il a fait de nombreuses victimes et décimé en quelque sorte la population de ces pays, sans oublier, toutefois, comme le Minotaure de la Fable, de venir prélever son tribut jusque chez nous.

Depuis cette époque, disons-nous, les savants de tous les pays ont fait retentir les tribunes de leurs Académies des théories de toute espèce : microbiennes, hypomicrobiennes, bacilliennes, etc., des plus hypothétiques, tant au point de vue de la genèse que du traitement du fléau. Pour ne citer qu'un exemple, rappelons le microbe en virgule du professeur de Berlin et les vaccinations anti-cholériques de l'industriel médecin espagnol Ferran !

En un mot, la mode est au choléra et aux théories parasitaires. Triste mode, cependant !! Il n'en est pas moins vrai que toutes ces hypothèses et tous ces corollaires, qui ont pu faire la gloire momentanée de l'un et la fortune de l'autre, ont embrouillé de plus en plus la question du choléra, déjà si controversée, et, actuellement, grâce à toutes ces spéculations et à un charlatanisme éhonté, nous sommes beaucoup moins avancés qu'il y a trente ans, quant à l'origine et au traitement du choléra.

En effet, des recherches récentes ont porté à toutes ces théories un coup aussi mortel qu'inattendu. M. Pasteur, en envoyant ses élèves en Égypte, pendant l'épidémie cholérique de 1883, pour y étudier le choléra, était dans l'intention formelle de faire des cultures humaines, comme il l'avait déjà fait pour le choléra des poules, et d'arriver par la suite à produire et créer chez ses malades par inoculations l'immunité ou tout au moins à pouvoir atténuer les attaques du redoutable fléau. Les résultats de la mission française ne furent pas aussi brillants qu'on le croyait ; on sait, en effet, qu'ils furent pleins d'illusions et d'erreurs. Presque à la même époque, un médecin allemand, le professeur Koch, montra aux savants français leurs erreurs en leur faisant voir que ce qu'ils avaient pris pour le microbe générateur du choléra était constitué par de simples plaquettes du sang.

Peu de temps après, par de justes représailles et un échange de bons procédés, les savants français firent voir à leur tour au médecin allemand que lui aussi n'était pas infaillible et que ce qu'il avait cru découvrir et considérer comme un signe pathognomonique du choléra, le microbe en virgule, était inadmissible, attendu que : 1° dans les attaques foudroyantes du choléra, ce microbe peut faire absolument défaut ou se trouver en très petite quantité, au lieu d'être en nombre formidable, si l'hypothèse du professeur berlinois était tant soit peu vraie ; 2° la présence de ce microbe en virgule est banale et insoutenable, puisqu'on le trouve partout à l'état sain, dans la salive et voire même dans le liquide leucorrhéïque.

Pour nous, obscur observateur, nous nous contenterons de dire quelques mots du choléra en général et d'étudier dans ce modeste travail, d'une façon tout à fait succinte, l'épidémie que nous avons été à même d'observer sur place et d'en faire le parallèle avec celles que nous avons vues à la Mecque en 1882-83, alors que nous étions médecin sanitaire de France dans la capitale de l'Arabie.

Ce petit ouvrage, que nous recommandons à la bienveillance du public, sera divisé en quatre chapitres :

Dans le premier, nous parlerons du choléra en général ; le second sera consacré à l'épidémie qui a sévi aux environs de Constantine et notamment dans la commune mixte de Fedj-M'zala ; le troisième mentionnera le diagnostic, le pronostic et le traitement de la maladie ; le quatrième chapitre, enfin, renfermera les réflexions et les conclusions de cet opuscule.

CHAPITRE PREMIER

Du choléra en général

Les savants ne sont pas tous d'accord sur l'étymologie du mot choléra. Les uns la font dériver d'un mot hébreux ; d'autres font attribuer ce mot à une racine grecque qui veut dire bile, à cause du sens médical d'un mot qui éveillait l'idée d'une maladie bilieuse ou d'une maladie des intestins.

De même qu'il existe deux espèces de fièvres bien différentes l'une de l'autre, la fièvre simple et la fièvre des marais, une fièvre typhoïde et un typhus, il y a aussi le choléra simple et le choléra indien. Le choléra simple, nostras, européen, anglais, est une maladie saisonnière qui règne également d'une façon épidémique sur tous les points du globe. Cette affection peut se produire tantôt sporadiquement, tantôt sous forme d'épidémie saisonnière. Le choléra simple se caractérise par une invasion brusque, une marche rapide, une terminaison le plus souvent heureuse et l'ensemble des symptômes suivants : évacuations abondantes, vomissements, refroïdissement, crampes, aspect livide de la face et des extrémités. Le choléra nostras apparaît, avec la saison chaude, sous la forme d'épidémies annuelles qui varient d'intensité et de fréquence. Hippocrate signale la coïncidence des épidémies de choléra simple et l'invasion des fièvres intermittentes en Grèce.

Le choléra simple, considéré comme expression de l'irritation gastro-intestinale, peut être le résultat commun de causes diverses : une indigestion, un empoisonnement, une constitution médicale saisonnière ou épidémique. Souvent, surtout dans les pays à malaria, la fièvre pernicieuse peut se produire avec l'ensemble des symptômes les plus graves du choléra simple.

Ici, la pierre de touche est le sulfate de quinine, en vertu de l'aphorisme : *Naturam morborum medicamenta ostendunt.*

Le choléra indien, asiatique ou morbus, est une maladie particulière aux rives du Gange. — Les arabes de l'Arabie l'appellent Hachaisa (1) ; ceux de l'Algérie, de la Tunisie et du Maroc, El-Ouba ; les Perses, Oueicb ; les Chinois, Ho-Iuan.

Le choléra peut être défini une maladie pestilentielle dont le foyer originel est dans l'Inde ; les moyens de propagation se font par les communications humaines.

Cette maladie règne à l'état endémique dans l'Inde, tandis que dans les autres parties du globe, elle n'apparaît qu'à l'état passager, accidentel.

Des travaux récents ont établi sur des preuves multipliées que l'endémicité du choléra dans l'Inde remonte à la plus haute antiquité.

(1) Corruption du mot heizch ou alheizch, employé par Rhazès, Avicenne et les médecins arabes pour désigner le choléra.

Pourquoi l'Inde, plutôt qu'un autre pays, est-elle le foyer du choléra ?

C'est que ce pays présente avec l'Égypte, ancienne patrie de la peste, des analogies frappantes, au point de vue de la géographie médicale. En effet, l'Égypte doit à la fois sa fécondité et son insalubrité aux pluies équatoriales qui entraînent sur tout le parcours du Nil un limon inépuisable arraché aux hautes terres de l'Afrique ; de son côté, l'Inde prolonge jusqu'au cap Comorin sa vaste presqu'île au milieu d'un Océan équatorial dont les vastes courants aériens vont se briser sur l'Himalaya et le Népaul pour éclater en orages et en pluies torrentielles sur un sol sans cesse bouleversé et creusé de mille cours d'eau. (Laveran.)

Le climat de l'Inde est, en outre, excessif pour la chaleur et l'humidité ; son sol est formé de plateaux et de plaines basses recouvertes d'alluvions converties en limon par des inondations périodiques.

Ce sol est un foyer inépuisable de la végétation la plus luxuriante et de décompositions putrides. De plus, le delta du Gange est hérissé de forêts ; il doit à cette dernière circonstance son nom de Sunderland ; il est, à cause de ses jungles, le foyer principal des miasmes délétères du choléra. En outre, les mœurs, la vie sociale, les habitudes aggravent les conditions d'insalubrité particulières au climat et au sol. Le pauvre indien est le moins vètu des peuples ; il est réduit à un état de dénûment presque complet ; il a à souffrir de la chaleur torride de la saison sèche ou des brises glaciales du Nord : il n'est pas seulement dénué de bien-être : sa malpropreté égale sa misère.

Enfin, l'excès du fanatisme religieux, la soumission à la fatalité, l'idée du néant de la personne humaine favorisent tout ce que l'incurie, la malpropreté, peuvent accumuler d'influences nuisibles dans les principaux foyers de la maladie créés par les pélerinages. (Laveran.)

Voilà, croyons-nous, les causes prépondérantes qui font que l'Inde a été de tous temps considérée comme le foyer d'origine du choléra.

Les foyers, la cause du choléra, sont particuliers aux localités basses, humides, voisines des centres de population ou formées par des agglomérations de personnes en proie à l'épidémie.

D'après Annesley, il y a eu, de 1817 à 1840, 443 invasions épidémiques qui ont fait périr près de 18 milliers d'individus.

La durée des épidémies varie comme leur extension. En moyenne, elle est de deux à trois mois. D'autres fois, les épidémies durent pendant six mois et même un et deux ans quand elles envahissent successivement des régions entières.

Les principales irruptions sont : celles de 1817 à 1823. La seconde épidémie générale sévit de 1828 à 1837. La troisième, de 1844 à 1855. La quatrième, de 1863 à 1866. Enfin, les épidémies les plus récentes sont : celles de 1882, 1883, 1884 et 1885.

Chose digne de remarque : les statistiques démontrent qu'avant 1817, la mortalité ne s'élevait pas au-delà de 22,89 pour cent des individus malades, tandis qu'en 1868, elle a atteint le chiffre de 66,07 pour cent pour les troupes anglaises et de 50,82 pour cent pour les troupes indigènes.

Comment le choléra se transmet-il ?

Il suffit de parcourir l'histoire des migrations de l'épidémie, de tenir compte de sa durée générale, de ses retours, pour désigner l'homme comme l'agent principal de la propagation du fléau. En effet, c'est sur les grandes voies de communication des nations civilisées, sur le trajet de la grande navigation, sur le chemin des caravanes, des armées, qu'on suit la marche progressive du choléra, dont la vitesse de propagation est proportionnelle à celle des moyens de transport.

Les régions qu'il épargne sont précisément celles qui sont en dehors des relations du commerce et de la civilisation. Exemples : les îles du Nord de l'Europe, les Hébrides, l'Islande, les contrées polaires du Groënland, la baie de Baffin, etc.

Les villes les plus considérables sont celles qui en souffrent le plus lorsqu'elles sont placées sur le trajet de l'épidémie et qui en subissent plus longtemps les atteintes ; enfin, les grandes agglomérations humaines, pélerinages, armées, flottes, marchés, foires, etc., etc., sont les foyers où l'épidémie éclate avec le plus de violence et d'où elle se répand avec une force expansive nouvelle. — On a admis pendant longtemps la contagiosité par les vêtements du choléra ; mais, actuellement, on en est revenu, et le seul mode de transmission de la maladie se fait par les voies respiratoires ou digestives.

Le microbe, si microbe il y a, pénètre dans l'économie par ces voies pour empoisonner de proche en proche tout l'organisme et produire les symptômes cholériques dont nous parlerons plus loin. Cette manière de voir envisage le choléra comme un empoisonnement tellurique, comme la malaria ou la fièvre jaune ; elle satisfait pleinement les vues de l'esprit, en même temps qu'elle facilite la compréhension de l'étude et de l'étiologie du fléau.

Comment le choléra se développe-t-il ? Quelle est sa marche ?

Beaucoup d'observations démontrent aisément que la transmissibilité est le plus grand facteur de la propagation de l'épidémie. En effet, on a remarqué depuis longtemps que des localités jusque-là restées épargnées par l'épidémie sont frappées après l'arrivée d'une personne atteinte du choléra qui transmet sa maladie aux individus qui l'entourent. Il se crée là un foyer partiel qui devient promptement funeste pour les personnes obligées de vivre dans des rapports de voisinage avec les malades. Ce foyer peut s'épuiser et s'éteindre sur place après avoir exercé son influence sur tous ceux qui sont soumis aux émanations qui s'en élèvent, ou bien encore, il peut devenir un centre de rayonnement qui va créer au dehors de nouveaux foyers d'infection.

Il y a des pays qui sont réfractaires au choléra et jouissent d'une immunité plus ou moins grande à l'égard de ce fléau ; c'est ainsi que la Suisse Alpine, qui, assiégée en quelque sorte par l'épidémie, a résisté à son invasion. (Marc d'Épine, *Arch. génér. de méd.*, 1867.)

Lyon, aussi, a toujours opposé une grande immunité aux invasions épidémiques.

Les localités qui offrent le plus de chances pour l'éclosion du choléra sont les vallées basses, situées au bord des cours d'eau, sur les rivages de la mer. — L'humidité est une cause adjuvante parce que l'eau est l'élément de toute décomposition organique et le véhicule le plus ordinaire du germe infectieux contenu dans les déjections cholériques.

Le choléra frappe toutes les races humaines et même beaucoup d'animaux. La question du sexe, de l'âge, n'a qu'une minime importance.

On a remarqué, cependant, que la mortalité est bien plus grande chez la femme que chez l'homme, chez le vieillard que chez l'adulte. Les personnes débilitées par les excès ou les maladies offrent, naturellement, une somme de résistance beaucoup moins grande que celles qui sont saines et de bonne constitution ; aussi, sont-elles de préférence atteintes plutôt que ces dernières.

Le développement du choléra est encore favorisé par la misère et les mauvaises conditions hygiéniques. Les médecins sont divisés actuellement en deux camps pour expliquer le développement du choléra : les uns veulent que le choléra indien naisse toujours dans l'Inde ; les autres prétendent que les épidémies générales de cette maladie ne sont que le développement d'une maladie qui naît sur place et qui est connue depuis les temps les plus reculés. Nous nous rallions à la première de ces théories. (1)

Les auteurs qui ont écrit sur le choléra ont distingué dans l'étude de cette maladie, les uns, plusieurs formes : formes muqueuse, séreuse, asphyxique ou paralytique. Cette division est basée sur la nature des selles rendues par le malade et leur composition microscopique. Les autres voient dans l'empoisonnement cholérique plusieurs périodes : 1° période prodromique ; 2° période des accidents phlegmorrhagiques ; 3° période de l'état algide ; 4° période de la réaction. C'est la première division que nous adopterons dans l'étude succinte de la maladie en question.

La période d'incubation du choléra est très variable ; la majeure partie des médecins la fixent à deux ou trois jours ; d'ailleurs, cette période ne peut être calculée d'une manière certaine que lorsque le choléra se développe sur un bâtiment qui prend la mer.

La première forme ou choléra muqueux est fréquente dans toutes les épidémies ; elle est tantôt la manifestation totale de l'empoisonnement à sa puissance la plus légère, tantôt la première période d'une forme plus grave. Dans cette forme, la maladie commence par un malaise général : le malade est inquiet, il éprouve un sentiment de douleur ou d'oppression au niveau du creux épigastrique. La soif est assez vive, parfois ardente. Il y a des nausées ou envies de vomir, quelquefois des vomissements qui ont lieu

(1) Voir notre brochure : *Onze mois dans le pays du Hedjas*, page 56.

sans efforts, en même temps que des selles plus ou moins copieuses, se répétant assez fréquemment. La sécrétion urinaire est ralentie ou même supprimée. La langue est blanche et le ventre affaissé donne à la pression de la main la sensation d'un gargouillement qui atteint son maximum dans la fosse iliaque gauche. Pour peu que cet état dure, le malade s'affaiblit de plus en plus, les extrémités se refroidissent, les crampes dans les muscles des mollets ont lieu et la cyanose complète bientôt cet état alarmant. — Le pouls est dépressible, filiforme.

L'aspect du cholérique ou plutôt le masque que revêt toute sa physionomie ne s'oublie jamais et l'on peut dire sans crainte d'être taxé d'exagération que quiconque a vu un cholérique dans cet état, n'oublie jamais son facies.

La seconde forme ou choléra séreux est caractérisée par tous les symptômes que nous venons de mentionner, portés à un degré d'intensité plus élevé et surtout par la présence de selles dites riziformes. Ces selles sont formées en grande partie par des amas d'exfoliation de cellules épithéliales provenant de la muqueuse du tube digestif. Ces amas de jeunes cellules et de détritus amorphes mêlés aux autres matières de la digestion et de la sécrétion intestinales rappellent plus ou moins bien la forme d'une purée de riz ; de là leur qualification de selles riziformes. La présence de ces produits peut se trouver quelquefois dans les matières des vomissements et ces derniers prennent alors le nom de vomissements rizés.

La troisième forme ou choléra asphyxique ou paralytique est l'expression la plus élevée de l'empoisonnement. Dans cette forme, tous les symptômes sont portés à leur maximum d'intensité. C'est la forme la plus grave de la maladie. La cyanose est absolue, le corps paraît amaigri et donne cette sensation particulière qu'on éprouve lorsque l'on touche la peau d'un reptile, le nez et les doigts sont effilés et amincis, les battements du cœur s'arrêtent et le malade s'éteint au bout d'un temps qui peut varier de deux à vingt-quatre heures.

L'attaque du choléra n'est pas toujours suivie de mort, heureusement. Souvent, dans cette lutte suprême entre la vie et la mort, l'économie sort victorieuse ; les désordres qu'a subis l'organisme se réparent peu à peu et les organes reprennent leurs fonctions qu'ils ont été obligés de ralentir ou de suspendre en apparence. C'est ainsi que la peau se réchauffe lentement et progressivement, que le pouls devient plus fréquent, que l'œil s'anime, que la respiration reprend son rhythme, etc., et le *restituo ad integrum* a lieu sensiblement. C'est ce que l'on appelle la période de réaction.

Une fois introduit dans l'économie, comment le poison cholérigène agit-il ?

Les auteurs sont complètement partagés à ce sujet. Pour les uns, il agit primitivement sur le sang ; de là les troubles de la circulation ; pour les autres, il agit primitivement sur le tube digestif ; d'où les évacuations et les vomissements ; pour d'autres, le poison du choléra agit primitivement tantôt sur le système nerveux cérébro-spinal, tantôt sur le système nerveux du grand sympathique, tantôt, enfin, sur le cœur. Toutes ces théories ont leurs bons et leurs mauvais côtés, toutes sont soutenables et attaquables, malgré leurs partisans et leurs détracteurs, mais aucune ne satisfait pleinement les vues de l'esprit.

Pour nous, nous nous rangeons entièrement du côté des médecins qui soutiennent la théorie de MM. Briquet et Mignot.

D'après cette théorie, le poison cholérique est absorbé très probablement par les voies respiratoires ou digestives ; introduit dans l'intestin, il s'y développe par une sorte de fermentation ; il irrite la muqueuse intestinale ; d'où la diarrhée. L'économie peut résister à cette action nocive, éliminer le poison ; alors, l'attaque cholérique ne survient pas. D'autres fois, la dose du poison absorbé a été si forte ou l'économie était disposée de telle façon que l'attaque a lieu d'emblée ; d'où choléra foudroyant. Une fois le poison cholérigène introduit dans l'économie, il porte son action délétère sur les principaux organes : le cœur, les poumons, le cerveau, en un mot, sur le trépied vital ; de là les désordres que l'on observe du côté de ces organes importants et les conséquences plus ou moins graves que l'on observe dans l'état général du patient.

Cette théorie, comme on le voit, a le grand avantage d'être claire et de concilier toutes les autres.

CHAPITRE II

Dès le commencement du mois d'octobre dernier, quelques décès suspects ont été observés dans la ville de Constantine et signalés à l'Autorité. Puis, sans cause apparente, tout rentra dans l'ordre, comme si de rien n'était.

Cependant, on continua à chuchoter et à commenter tout bas du choléra avec la terreur et l'effroi que ce nom inspire toujours, et, bientôt, l'on ne s'accostait plus qu'en s'entretenant des nombreux décès du Hamma, de Rouffach, de Grarem, de Milah, d'El-Milia, de Fedj-M'zala, de l'Oued-Zénati, d'Aïn-Abid, de Smendou, du Col-des-Oliviers, etc., etc.

Dans tous ces centres, ce sont les populations indigènes qui firent presque seules tous les frais de la mortalité. Il résulte de tous les rapports des médecins qui ont pu étudier l'épidémie que c'est bien le choléra indien qui a sévi dans les centres dont nous venons de parler. Aussitôt que la nature de l'épidémie fut suffisamment connue, l'Autorité supérieure, dans sa sage prévoyance, a immédiatement exigé l'urgence de l'application de certaines mesures de prophylaxie : suppression momentanée des marchés, blanchiment et désinfection des habitations, etc., etc.

Voici les statistiques officielles des décès qui ont eu lieu dans les différents centres que nous venons d'énumérer, ainsi que celles des autres localités qui ont été éprouvées par le choléra, et que nous devons à l'obligeance de M. Esménard, Secrétaire général de la Préfecture de Constantine, et de M. Saucerotte, Sous-Chef du 4e Bureau :

Statistique de l'épidémie cholérique qui a sévi aux environs de Constantine, dans les arrondissements de Philippeville, de Bougie, de Sétif et de Guelma.

COMMUNES	COMMENCEMENT de L'ÉPIDÉMIE	FIN de L'ÉPIDÉMIE	DÉCÈS
ARRONDISSEMENT DE CONSTANTINE			
Hamma	4 octobre	15 décembre..	102
Rouffach........	6 octobre	15 décembre..	135
Aïn-Tinn.......	20 novembre..	1er décembre..	44
Mila.............	10 novembre..	14 décembre..	54
El-Milia	15 octobre....	20 janvier....	172
Oued-Atménia...	9 novembre...	1er décembre .	11
Fedj-M'zala	9 octobre.....	20 janvier....	522
Chateaudun	9 novembre...	9 novembre...	1
Oued-Zénati mixte	3 décembre...	1er janvier....	74
Condé-Smendou .	5 janvier.....	20 janvier....	5
ARRONDISSEMENT DE PHILIPPEVILLE			
Jemmapes	27 novembre.	27 novembre..	2
Jemmapes (mixte)	28 novembre..	11 décembre..	15
Collo (mixte)	18 novembre..	1er décembre .	34
El-Arrouch	10 décembre..	16 décembre..	10

COMMUNES	COMMENCEMENT de L'ÉPIDÉMIE	FIN de L'ÉPIDÉMIE	DÉCÈS
ARRONDISSEMENT DE BOUGIE			
Taher..........	1 novembre...	1er janvier....	65
Tababort........	15 octobre....	1er janvier....	24
Takitount..	15 décembre.	1er janvier....	6
ARRONDISSEMENT DE SÉTIF			
Eulmas.........	13 décembre..	1er janvier....	11
ARRONDISSEMENT DE GUELMA			
Guelma.........	29 novembre..	29 novembre..	1
		TOTAL.....	1.288

Le 29 novembre 1885, nous avons été chargé, par ordre de l'Autorité supérieure, d'une mission dans la commuune mixte de Fedj-M'zala, afin d'étudier l'épidémie qui était signalée dès la fin d'octobre dernier comme sévissant sur les populations indigènes de cette contrée.

Nous sommes arrivé à Fedj-M'zala le 30 novembre et, dès le lendemain, nous parcourions les mechtas contaminées, accompagné de M. l'Administrateur Person. Les malades qui firent ce jour-là l'objet de notre visite appartenaient aux mechtas des environs des centres européens. Dès le premier examen, nous fûmes fixé sur le diagnostic de la maladie : tous les symptômes que présentaient ces malades sont identiques à ceux que nous avons observés à la Mecque, dans les épidémies de 1882-83. Il est hors de doute que nous sommes en présence d'un empoisonnement miasmatique éminemment contagieux, caractérisé par les principaux symptômes suivants : diarrhée riziforme, vomissements abondants, suppression des urines ou anurie, peau ridée, globes oculaires rétractés, extrémités effilées et cyanosées, décoloration complète des téguments, pouls filiforme et dépressible, perte de l'intelligence, stupeur, etc., etc.

Il est donc, d'après ces symptômes, impossible de confondre la maladie en question, que nous n'hésitons pas à qualifier de choléra indien, morbus ou asiatique, avec toute autre affection.

Cette épidémie a tous les caractères, toutes les allures de celles que nous avons vues en Asie, avec cette circonstance aggravante que la mortalité est bien plus grande ici, eu égard aux conditions hygiéniques bien plus favorables. En effet, le grand air, le disséminement des habitations, la saison avancée, sont autant de conditions excellentes pour éloigner l'épidémie ou atténuer son intensité.

La commune mixte de Fedj-M'zala est bornée : au nord, par Tababort, Taher et El-Milia ; au sud, par la commune mixte de Châteaudun-du-Rhumel et la commune mixte des Eulmas ; à l'est, par Sidi-Mérouan, Milah et Zéraïa ; à l'ouest, par la commune de Sétif et la commune mixte de Takitount.

Les principaux cours d'eau de cette commune sont :

1° Oued-Endja, appelé aussi Oued-el-Kebir, qui passe à environ deux kilomètres en aval de Sidi-Mérouan, où il se jette dans l'Oued-Rhumel, venant de Constantine ;

2° Oued-Bouslah, qui passe à environ un kilomètre du chef-lieu pour se jeter dans l'Oued-Endja, au douar Mouzlia ;

3° Enfin, Oued-Eddahab, qui est formé par la réunion de l'Oued-Bouslah et de l'Oued-Endja.

La population indigène de la commune mixte de Fedj-M'zala est de 43,879 habitants.

La population européenne est de 335 habitants, répartis de la manière suivante entre les trois centres de colonisation :

Tiberguent................	144
Rouached..................	179
Fedj-M'zala	12

La superficie de cette commune est de 142,780 hectares ; c'est une des plus étendues de toutes les communes du département.

Le nom de Fedj-M'zala vient d'un mot arabe qui veut dire col, et de M'zala, nom berbère dont nous n'avons pas pu trouver l'étymologie. La configuration de cette commune en entonnoir ou infundibuliforme a une grande importance, au point de vue du développement de l'épidémie. On sait, en effet, que la forme en entonnoir d'un pays, d'une ville, favorise l'intensité et la diffusion de l'épidémie. Ce fait a été bien constaté par Creutzer, en 1855, pour l'un des faubourgs de Vienne. La Mecque a également cette disposition ; aussi, le choléra y éclate-t-il annuellement. En outre, la constitution géologique du sol dans son ensemble, c'est-à-dire la composition des couches superficielles, au point de vue de la porosité et de la perméabilité, a aussi une grande influence sur le développement du choléra. C'est ainsi que les terrains qui renferment dans leur composition des couches argileuses ou calcaires et surtout calcaires magnésiennes, sont les terrains les plus dangereux. Or, une grande partie du territoire de la commune mixte de Fedj-M'zala est dans ce cas.

Douars de la commune mixte de Fedj-M'zala

	DOUARS	NOMBRE D'HABITANTS	NOMBRE DE DÉCÈS
Rive gauche de l'Oued-Kebir	1° Oulad-Yahya..........	1.309	522
	2° Zouagha-Dahra..........	1.442	
	3° Arrés..................	1.934	
	4° Oulad-Haya..........	2.120	
	5° Zarza................	3.123	
	6° Arb-el-Oued..........	1.860	
	7° Oulad-Ameur..........	» »	
	8° Mouzlia................	2.210	
	9° Roussia................	» »	
	10° Ras-Ferdjioua..........	3.284	
	11° Talha................	4.043	
	12° Beni-Mérouan..........	» »	
	13° Oulad-Zerghar..........	2.066	
	14° Oulad-Felah..........	» »	
	15° Oulad-Kebbab..........	6.245	
	16° Beni-Guecha..........	» »	
	17° Ghoumerian..........	3.105	

L'épidémie cholérique a éclaté au douar des Mouzlia, le 13 octobre dernier, c'est-à-dire cinq jours après le décès d'un juif colporteur, au susdit douar ; ce juif venait des environs de Constantine. Depuis cette époque, l'épidémie s'est étendue partout, comme une tache d'huile, et toutes les mechtas de la commune de Fedj-M'zala ont été plus ou moins éprouvées. Chose digne de remarque : les douars qui se trouvent sur la rive gauche de l'Oued-el-Kebir sont ceux qui ont offert le plus grand contingent de mortalité, et ce fait prouve encore une fois de plus que les cours d'eau sont les meilleurs agents de transmissibilité du choléra.

Une autre remarque qui n'avait pas échappé à l'esprit investigateur de M. l'Administrateur Person est la suivante : dans presque tous les douars et toutes les mechtas, les premiers cas de choléra se sont manifestés chez des femmes ou des enfants. Ainsi, dans le douar des Oulad-Yahya, c'est une femme qui commence ; aux Oulad-Haya, c'est un enfant qui a été atteint le premier ; à Arb-el-Oued, c'est encore un enfant qui est enlevé ; à Ras-Ferdjioua, une femme et son enfant ; aux Oulad-Zerghar, encore une femme et un enfant ; aux Beni-Guecha, deux enfants et une femme, etc., etc.

Pour peu que l'on ait assisté aux funérailles de morts chez les indigènes, on comprend aisément la préférence que semble avoir le choléra pour les femmes et les enfants. En effet, aussitôt qu'un individu a succombé, ses parents et amis se réunissent, les pleureuses commencent leurs chants funèbres, les plus proches parentes se déchirent le visage à coups d'ongles, roulent près du cadavre, l'embrassent, et pour peu que ce dernier soit encore imprégné des matières diarrhéïques ou des vomissements, la contagion par les voies respiratoires et digestives a lieu et l'intoxication cholérique commence par la mère ou l'enfant ou par les deux en même temps. C'est ce qui est arrivé dans la plupart des douars dont nous avons donné le tableau plus haut.

Qu'il nous soit permis de rendre ici un juste témoignage et un hommage à la vérité en disant que, dès le début de l'épidémie et pendant tout le temps que nous avons passé à Fedj-M'zala, M. Person, administrateur de la commune mixte, ainsi que ses adjoints, MM. Arnaud et Bugéja, ont rivalisé de zèle et fait preuve d'une abnégation et d'un dévouement rares en risquant leur vie au milieu des cholériques pour leur porter des secours et leur prodiguer leurs soins.

Le total des décès survenus dans la commune mixte de Fedj-M'zala est de 522. Cependant, il est évident que ce chiffre est bien au-dessous de la vérité et que le nombre de tous les décès cholériques qui ont eu lieu dans la commune pendant l'épidémie serait au moins le double de celui que donne la statistique officielle, sans la défiance des indigènes et la difficulté que nous avons toujours rencontrée chez eux pour savoir la vérité sur la déclaration de leurs morts, malgré toutes nos menaces et nos intimidations.

Statistique des décès survenus dans la commune mixte de Fedj-M'zala pendant l'épidémie cholérique.

	SEXE masculin	SEXE féminin	TOTAL
Décès de 0 à 4 ans........	42	24	66
— de 5 à 14 ans.......	62	58	120
— de 15 à 24 ans......	34	29	63
— de 25 à 39 ans......	93	72	165
— de 40 à 49 ans......	24	16	40
— de 50 et au-dessus...	48	20	68
Totaux......	303	219	522

Parmi ces 522 décès, il y a eu 297 dont la durée de l'attaque est connue ; ce sont :

SEXE MASCULIN	SEXE FÉMININ	TOTAL	DURÉE de L'ATTAQUE	0/0
36	24	60	Moins de 6 h.	20
36	25	61	— de 12 h.	20
54	40	94	— de 12 h.	32
24	12	36	— de 48 h.	12
10	7	17	— de 3 jours	6
16	13	29	plus de 3 jours	10
		297		

D'autres sont morts en six heures ; ce sont :

1° 25 enfants de 15 ans et au-dessous ;
2° 35 hommes et femmes ;
3° 13 hommes de 20 à 40 ans ;
4° 16 femmes de 20 à 40 ans ;
5° 5 hommes de 60 ans environ ;
6° 1 femme de 55 ans.

—

95

CHAPITRE III

Diagnostic (1), pronostic et traitement du choléra

Avec quelles maladies peut-on confondre le choléra indien ?

Au début de la maladie, une attaque de choléra a beaucoup de ressemblance avec une indigestion, une fièvre typhoïde commençante, un empoisonnement par les champignons, par l'arsenic surtout, avec lequel les symptômes du choléra ont plus d'une analogie. — Cependant, on arrive toujours, par élimination ou par une interrogation régulière et en tenant compte de la constitution médicale régnante et des antécédents du malade, à poser le diagnostic vrai de la maladie. L'aspect rizacé des déjections, des vomissements répétés, la soif inextinguible, les crampes, les refroidissements des extrémités, la suppression des urines, la chute du pouls, etc., forment un

(1) Le signe diagnostic certain, pathognomonique, qui différencie le choléra nostras du choléra asiatique, est la présence de globules de pus dans les selles des malades atteints du choléra nostras, globules qui n'existent pas dans les selles des malades atteints du choléra asiatique.

cortège de symptômes qui militent en faveur d'une attaque du choléra au début. Dans la forme de choléra désignée improprement sous le nom de typhoïde, le choléra se distingue par la persistance du masque cholérique, l'anurie, de la fièvre typhoïde ou du typhus.

Dans l'empoisonnement par les champignons, l'ordre de succession des symptômes n'est pas le même que dans le choléra. Dans cette intoxication, les troubles commencent d'abord du côté de la vision, de la sensibilité générale et de l'intelligence, puis vient l'incohérence dans les idées qui rend la confusion impossible.

Dans l'empoisonnement par l'arsenic, les symptômes ressemblent beaucoup à ceux du choléra. C'est ainsi qu'il y a des vomissements et des évacuations alvines très abondantes, quelquefois aqueuses, décolorées.

Les traits sont tirés, les crampes ont lieu dans les membres en même temps que la cyanose des extrémités. Cependant, la confusion peut être facilement évitée en tenant compte de la saveur métallique du poison, son action toxique sur la gorge, la sensation de brûlure dans la gorge et la douleur insupportable qu'on provoque en comprimant légèrement la région épigastrique. De plus, la nature bilieuse ou sanguinolente des évacuations ramène logiquement à la considération d'accidents gastro-intestinaux et à la probabilité d'un agent extérieur toxique.

Le pronostic du choléra est toujours extrêmement

grave, surtout en temps d'épidémie. Toutes les influences déprimantes : la misère, les excès de tous genres, les maladies, préparent les victimes au fléau et aggravent, par conséquent, la maladie. La gravité du pronostic varie aux différentes périodes. La mort est assez rare dans la première forme et excessivement fréquente dans la dernière.

Les remèdes qui ont été employés dans le traitement du choléra sont tellement nombreux, qu'il nous est impossible de les énumérer tous dans ce petit travail. Cette multiplicité de médications est due, évidemment, à l'ignorance de notions pathologiques précises, et, par une juste réciprocité, les théories les plus étranges sur la nature du choléra ont produit les traitements les plus bizarres pour la cure de la maladie.

Nous diviserons le traitement du choléra en traitement général ou prophylactique et en traitement local ou curatif.

Le traitement prophylactique du choléra découle de l'origine même du fléau.

Puisqu'il est admis, actuellement, par le plus grand nombre de médecins, du moins, que le choléra naît dans l'Inde et que son apparition dans les autres pays est due à l'importation du fléau, il va de soi que la prophylaxie se trouve toute indiquée : confiner la maladie dans son berceau en établissant des quarantaines sérieuses pour toutes les provenances des pays contaminés. Ne permettre la libre circulation qu'après la désinfection complète des fosses d'aisances et de tous les objets qui ont servi aux malades. En Angleterre, il existe une sage précaution qui a donné de bons résultats.

Elle consiste à ne se servir de l'eau comme boisson que préalablement bouillie.

L'air et la lumière sont les conditions essentielles de la vie ; c'est surtout en temps d'épidémie qu'il faut convaincre le vulgaire de cette vérité.

Les maisons insalubres sont celles qui sont humides, étroites, insuffisantes pour contenir pendant la nuit une quantité nécessaire d'air respirable.

Le feu assainit à la fois par le renouvellement de l'air et la diminution de l'humidité ; aussi, est-il recommandé en temps d'épidémie.

Les maisons humides ou mal aérées doivent être désinfectées et lavées à la chaux. Le chlore, l'acide phénique doivent être employés *larga manu* pour désinfecter les vases servant aux malades, ainsi que les objets de literie et autres.

Les conclusions de la Conférence internationale, relativement aux prescriptions hygiéniques, se résument ainsi :

1° Éteindre dans son foyer la cause du choléra ;

2° Empêcher son débordement en dehors de l'Inde ;

3° Limiter les foyers secondaires pendant le pélerinage de la Mecque.

Nous reconnaissons que la Commission internationale a étudié avec beaucoup de sollicitude les moyens hygiéniques de restreindre l'épidémie, mais nous avons eu le regret de constater *de visu* que ces mesures prophylactiques n'existent que sur le papier et que, pas plus à la Mecque qu'à Djeddah et sur tout le littoral de la mer Rouge, ces moyens ne sont appliqués ni en totalité, ni en partie. Bien plus, comme nous l'avons déjà dit (1), le Service sanitaire de la plupart des possessions turques de la mer Rouge se trouve entre les mains des aventuriers Grecs ou Syriens qui ne sont là que pour la forme et qui exercent tout autre chose que leur prétendu métier de médecins, pour lequel ils sont, cependant, si largement rémunérés.

Qu'on ne s'étonne pas, après cela, que le choléra vienne chaque année nous visiter et de le voir s'acclimater en quelque sorte et prendre droit de cité dans des pays où il était jusque-là inconnu.

Sans être prophète, nous pouvons présager que le choléra éclatera périodiquement en Europe, tant qu'on n'aura pas :

1° Du côté de la mer, confié le Service sanitaire à des hommes compétents ;

2° Établi des Lazarets sérieux ;

3° Créé des installations pour des abattoirs à Mouna (La Mecque).

Le traitement curatif ou plutôt individuel, logique, est purement symptômatique.

Le choléra étant une maladie encore inconnue dans son essence, il est impossible de lui assigner un traitement spécifique. — Aussi, le traitement ration-

(1) Voir notre brochure : *Onze mois dans le pays du Hedjaz.*

nel de la maladie est celui qui a pour but de combattre tel ou tel symptôme prédominant. A ce point de vue, nous allons rappeler brièvement les principaux moyens que nous avons employés nous-même, en pareille occurence, tant à la Mecque, pendant les épidémies de 1882 et 1883, que dans la commune de Fedj-M'zala, pendant la dernière épidémie, et qui nous ont donné de bons résultats. Il est prudent, en temps d'épidémie, d'éviter les purgations et les vomitifs, afin de ne pas faciliter les évacuations et de prédisposer l'individu aux atteintes probables d'une maladie qui est en quelque sorte à l'état latent et qui ne demande qu'une occasion favorable pour se manifester. En outre, au moindre dérangement intestinal, le malade doit être surveillé, tenu au lit, à la diète ; éviter tout excès de régime et faire usage de boissons stimulantes ou aromatiques (infusions de thé ou de mélisse). — En général, les symptômes s'arrêtent et, au bout de vingt quatre ou trente-six heures, tout rentre dans l'ordre. — D'autres fois, les coliques deviennent plus fortes ; des vomissements et la diarrhée ont lieu successivement ou en même temps. Dans ce cas, l'emploi des opiacés à la dose de cinq ou dix centigrammes dans les vingt-quatre heures devient une nécessité ; cette médication, qui a pour but de diminuer les douleurs et le nombre des selles, ne doit être supprimée que lorsque le patient aura rendu pendant deux ou trois jours plusieurs selles moulées et de consistance normale. Lorsque la faiblesse est générale, que le pouls et petit et qu'il y a tendance au refroidissement, il faut recourir à toute la catégorie des moyens dits stimulants : échauffément par les corps métalliques, solides, boules métalliques, bouteilles d'eau chaude, briques chaudes, sinapismes, bains de vapeur, frictions avec de la farine de moutarde, etc., etc., en même temps qu'à l'intérieur, on administre des boissons excitantes, diffusibles (acétate d'ammoniaque, quatre grammes dans une potion de cent grammes de véhicule), les alcooliques et, de préférence, du rhum vieux.

Si, malgré ces moyens, la diarrhée et le vomissement ne s'arrêtent pas, on peut recourir au sous-nitrate de bismuth fortement laudanisé (huit grammes de sous-nitrate de bismuth et vingt gouttes de laudanum dans une potion gommeuse de cent-vingt grammes à prendre dans les vingt-quatre heures), à la potion anti-vomitive de Rivière.

Un moyen que nous recommandons aux praticiens et dont nous n'avons eu qu'à nous louer est l'emploi du chlorhydrate de morphine au moyen de la seringue de Pravaz, en injections hypodermiques, à la dose de cinq centigrammes.

Il est très facile à faire et se trouve surtout indiqué dans les cas graves, quand le patient est dans l'impossibilité de prendre des médicaments par la bouche, par suite de la paralysie du pharynx, comme cela arrive dans la dernière période de l'attaque cholérique. Il a été, croyons-nous, indiqué par Grisolle, mais jamais essayé avant nous.

Enfin, un dernier remède qui nous a aussi réussi

dans la dernière épidémie, en même temps que les injections hypodermiques et le sous-nitrate de bismuth, est la potion suivante :

Sirop simple..........	30 grammes ;
Laudanum............	15 gouttes ;
Éther.................	10 gouttes ;
Teinture de canelle	4 grammes ;
Rhum..................	30 grammes ;
Eau....................	100 grammes.

A prendre un tiers en débutant et ensuite une cuillerée tous les quarts d'heure.

Comme désinfectant, nous donnons la préférence à l'acide phénique étendu, à cause de la commodité de son maniement et de la rapidité de son action.

Nous avons employé aussi dans l'épidémie cholérique de Fedj-M'zala des badigeonnages de collodion simple sur tout l'abdomen, mais le résultat n'a pas toujours été couronné de succès.

Dans l'intervalle du traitement par les opiacés, nos malades se sont toujours bien trouvés de la potion suivante :

Gommeuse	120 grammes ;
Sous-nitrate de bismuth ...	8 grammes ;
Laudanum de Sydenham...	20 gouttes.

A prendre par cuillerée à soupe tous les quarts d'heure jusqu'à effet.

CHAPITRE IV

Il est bien évident que l'épidémie qui vient de sévir avec tant d'intensité sur les populations indigènes des environs de Constantine et surtout sur celles de la commune mixte de Fedj-M'zala est bien le choléra indien. Les symptômes que nous avons été à même de constater sur place, la marche par rayonnement de l'épidémie, la mortalité effrayante que démontrent nos statistiques ne laissent aucun doute à cet égard.

Comment ce choléra s'est-il développé ? Quel est son point de départ ?

Pour résoudre cette question, point n'est besoin de chercher bien loin. En effet, de trois choses l'une : ou bien le choléra a été importé par les pélerins de la Mecque, ou bien par des soldats venant du Tonkin, ou bien, enfin, il est venu de l'Europe.

La première hypothèse n'est pas possible, attendu que le pélerinage a eu lieu cette année à la Mecque au milieu de novembre et les pélerins ne sont rentrés en Algérie, à Constantine, notamment, qu'au mois de décembre.

Restent l'hypothèse du Tonkin et celle de l'Europe. Or, il est bien plus simple d'admettre une contamination facile, directe, celle de l'Europe, où le choléra a éclaté (en Espagne), dès le mois d'août, que de faire remonter la provenance du choléra au Tonkin par l'intermédiaire de quelques soldats rentrant dans leurs tribus, hypothèse qui peut être soutenue absolument comme la seconde, s'il n'y avait pas une autre preuve plus convaincante qui fait pencher la balance vers l'origine européenne. En effet, dès le commencement de l'été dernier, plusieurs cas de choléra morbus ont été signalés dans la commune de Jemmapes et, depuis cette époque, la mortalité a été toujours en grandissant parmi les populations indigènes de ce pays. De Jemmapes aux environs de Constantine et à Constantine même, la distance n'est pas grande ; de là, l'épidémie s'est étendue de proche en proche, créant de nouveaux foyers et s'irradiant partout, tantôt suivant le cours des rivières, tantôt se propageant de mechta en mechta, faisant de nombreuses victimes sur tout son passage.

Pourquoi l'épidémie a-t-elle surtout fait des victimes parmi la population indigène et rien ou presque rien parmi les européens ?

Tous les médecins qui ont observé des épidémies en Algérie ont remarqué que c'est toujours la population indigène qui est la plus éprouvée, que ce soit du typhus ou du choléra, et cela s'explique facilement si l'on tient compte du manque absolu des règles d'hygiène les plus élémentaires dans le *modus vivendi* des indigènes, de leur négligence et parfois aussi de leur malpropreté. Les produits les plus décomposables de leurs digestions sont déposés autour de leurs habitations ou le long des cours d'eau ; des tas d'ordures entourent leurs gourbis ; des cadavres de leurs bêtes en pleine décomposition putride sont abandonnés ou même jetés dans des rivières, où ils sont obligés d'aller puiser l'eau qui sert à leur alimentation.

Dans la commune mixte de Fedj-M'zala, principalement, les indigènes sont assez peu soigneux de leur personne, et si l'épidémie n'a pas fait un nombre encore plus grand de victimes dans cette commune, c'est grâce au disséminement des mechtas sur une grande superficie (142,780 hectares), à la saison avancée et, surtout, grâce aussi aux mesures hygiéniques et prophylactiques prises à temps et conformément aux instructions contre le choléra du Comité consultatif d'hygiène publique en France, par M. Person, administrateur de la commune mixte de Fedj-M'zala, que nous nous plaisons encore de nommer parce qu'il a montré pendant toute la durée de l'épidémie un zèle et un dévouement au-dessus de tout éloge.

Au moment où nous rédigeons ce petit travail, l'épidémie est éteinte depuis longtemps dans la commune de Fedj-M'zala, aussi bien que dans les autres centres. Est-ce à dire, pour cela, que le fléau ne reparaîtra pas au printemps prochain, aux premières chaleurs ? Nous le désirons, mais nous ne le croyons pas ; parce que, en hiver, l'épidémie peut subir une phase d'apaisement pour renaître de ses cendres, comme le Phénix de la mythologie, pendant la période chaude ; à moins, cependant, que l'hiver ne soit très rigoureux, comme il promet de l'être, car, quoi qu'on en dise, le froid est encore le meilleur et le plus grand anti-cholérique.

Enfin, quoi qu'il en soit, nous conseillons humblement à l'Administration supérieure de faire prescrire aux centres qui ont été éprouvés par l'épidémie les mesures suivantes, avant l'apparition des premières chaleurs :

1° Brûler entièrement les tas de fumiers et d'ordures qui se trouvent devant les habitations ;

2° Blanchir à la chaux toutes les habitations, *intus* et *extra ;*

3° Dans les villes, exiger une propreté irréprochable des rues et des habitations particulières ;

4° Nommer, à ce sujet, des Commissions présidées par des médecins et chargées de visiter toutes les habitations, afin de signaler à l'Administration tous les *desiderata*, au point de vue hygiénique.

TRAVAUX ORIGINAUX DU MÊME AUTEUR :

1° **Hématome de la dure-mère.** (Alger médical, septembre 1879 ;

2° **Contribution à l'étude du paludisme** dans ses rapports avec le traumatisme, thèse de doctorat. Montpellier, 14 décembre 1881 ;

3° **Empoisonnement par le datura stramonium** observé à la Mecque. (Alger médical, mars 1883) ;

4° **Onze mois dans le pays du Hedjaz.** — Djeddah. - La Mecque. — 1885 ;

5° **De l'épidémie cholérique** qui a sévi aux environs de Constantine et notamment dans la commune mixte de Fedj-M'zala, pendant le mois d'octobre, novembre, décembre et janvier 1885-86. — 1886 ;

6° Sur le point de paraître : **Mystères de la Mecque.**

www.ingramcontent.com/pod-product-compliance
Ingram Content Group UK Ltd.
Pitfield, Milton Keynes, MK11 3LW, UK
UKHW021021200726
13857UKWH00004B/1523